_____ 的食物手帐

西方有一句谚语：
you are what you eat.

你每天用什么样的食物给自己的身体充电呢？
快来画一画，写一写吧。

吃进的食物

大便状态

吃进的食物

大便状态

日 期

....

吃进的食物

大便状态

日 期

....

吃进的食物

大便状态

....

吃进的食物

大便状态

吃进的食物

大便状态

....

吃进的食物

大便状态

吃进的食物

大便状态

吃进的食物

大便状态

....

吃进的食物

大便状态

....

吃进的食物

大便状态

....

吃进的食物

大便状态

吃进的食物

大便状态

....

吃进的食物

大便状态

....

吃进的食物

大便状态

....

吃进的食物

大便状态

....

吃进的食物

大便状态

日　期

....

吃进的食物

大便状态

....

吃进的食物

大便状态

....

吃进的食物

大便状态

....

吃进的食物

大便状态

通过 21 天一"进"一"出"的记录，
你发现了什么？
接下来咱们做个便便颜色实验吧！

吃进的食物

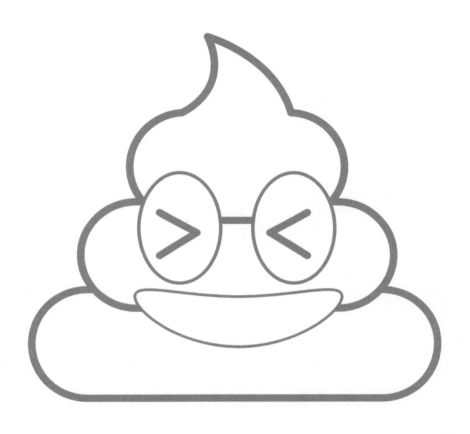

填上它的颜色吧

....

吃进的食物

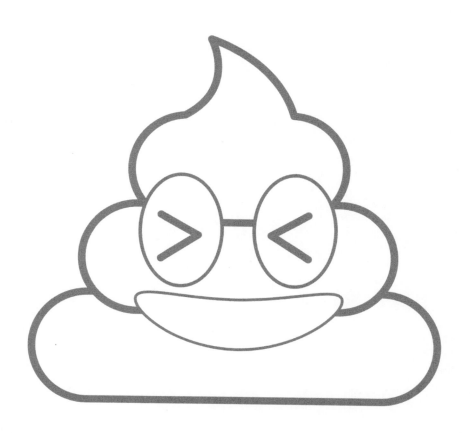

填上它的颜色吧

....

吃进的食物

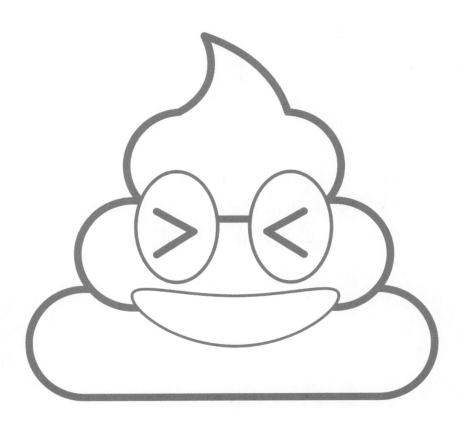

填上它的颜色吧

通过便便颜色实验，你又发现了什么呢？
你还可以通过什么样的方式考量
自己的饮食习惯呢？

下面就交给你自由发挥啦